SUR QUELQUES PARTICULARITÉS

DE L'ORGANISATION ET DU FONCTIONNEMENT

DU SERVICE DÉPARTEMENTAL

DE DÉSINFECTION

DANS LE DÉPARTEMENT DE LA LOIRE

Par le Docteur ÉMÉRIC

Inspecteur départemental de l'hygiène publique dans la Loire

Extrait de la *Revue pratique d'Hygiène municipale* (Février 1910)

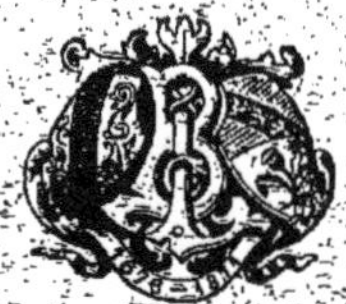

BERGER-LEVRAULT & Cie, ÉDITEURS

PARIS
Rue des Beaux-Arts, 5-7

NANCY
Rue des Glacis, 18

1910

SUR QUELQUES PARTICULARITÉS

DE L'ORGANISATION ET DU FONCTIONNEMENT

DU SERVICE DÉPARTEMENTAL

DE DÉSINFECTION

DANS LE DÉPARTEMENT DE LA LOIRE

Par le Docteur ÉMÉRIC

Inspecteur départemental de l'hygiène publique dans la Loire

Extrait de la *Revue pratique d'Hygiène municipale* (Février 1910)

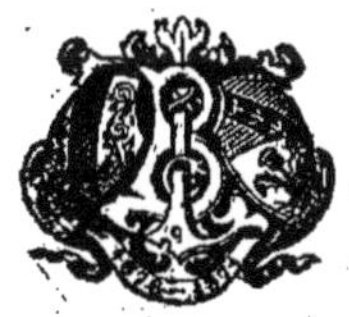

BERGER-LEVRAULT & Cie, ÉDITEURS

PARIS | NANCY

Rue des Beaux-Arts, 5—7 | Rue des Glacis, 18

1910

Sur quelques particularités de l'organisation et du fonctionnement du service départemental de désinfection dans le département de la Loire

Lorsqu'il s'est agi d'organiser le service départemental de désinfection, je me suis inspiré de l'exemple offert par quelques départements qui n'ont pas hésité à s'imposer les sacrifices nécessaires pour placer à la tête du service d'inspection et de contrôle un technicien présentant toutes les garanties désirables, et pour confier l'exécution matérielle à des agents spécialisés, ayant fait leurs preuves. Je veux parler du Rhône où le service est dirigé par mon éminent maître, le professeur Courmont, de la Somme et de la Seine-Inférieure, où les inspecteurs nommés au concours, sont mes amis, les Drs Lacomme et Ott. C'est plus spécialement l'organisation du Rhône qui m'a servi de modèle.

Mais si j'ai emprunté aux chefs de service que je viens de citer un certain nombre d'idées susceptibles de réalisations pratiques économiques, j'ai néanmoins cherché à donner à l'organisation de la Loire un caractère un peu spécial, par la création, à côté des postes généraux, de postes cantonaux et communaux de désinfection.

J'indiquerai la composition de ces postes secondaires, qui sont plutôt des dépôts de matériel et de désinfectants. Nous verrons alors comment a été conçu et exécuté le projet de mettre immédiatement à la disposition du médecin traitant au moins une lessiveuse et quelques antiseptiques. Un matériel aussi simple, facile à loger dans la mairie de chaque commune, peut permettre aux praticiens de faire commencer par la famille elle-même *et sans aucun retard, dès le diagnostic établi,* les opérations prophylactiques de désinfection.

***

ORGANISATION GÉNÉRALE DU SERVICE — CRÉATION DE DEUX POSTES GÉNÉRAUX, DE VINGT-SEPT POSTES CANTONAUX ET DE TROIS CENT TRENTE POSTES COMMUNAUX.

A — *Postes généraux*

Pour les postes généraux, j'ai suivi de près l'organisation du Rhône et, mettant à profit l'expérience du professeur Courmont, j'ai préféré (avec l'assentiment de M. le préfet et de M. le Dr Merlin, conseiller général, qui se sont activement occupés de l'orientation à donner au nouveau service), créer un nombre de postes très limité, mais pourvus de moyens de locomotion rapides.

Je me suis rappelé que M. le professeur Courmont attachait la plus grande importance au choix des chefs de poste qui doivent devenir de véritables moniteurs d'hygiène. Pour cela, il faut qu'ils possèdent un certain nombre de qualités, rares à trouver réunies chez le même individu : intelligence, probité, discrétion, solide éducation professionnelle, beaucoup de tact, pour ne pas éveiller, en pénétrant dans les familles, les susceptibilités médicales si promptes à s'émouvoir. En outre, dans une organisation comme la nôtre, les chefs de poste doivent être encore d'excellents mécaniciens, puisqu'ils ont à entretenir et à faire fonctionner une automobile, une étuve et une motocyclette. On voit combien le problème se montre compliqué et difficile à résoudre.

Aussi, en face de ces considérations, l'administration a-t-elle adopté le mode de recrutement par voie de concours, entre concurrents qui devaient être des mécaniciens de profession. Pour la préparation aux épreuves du concours, j'ai fait, dans un local de la préfecture, plusieurs conférences, qui ont été suivies avec beaucoup d'assiduité par un nombre relativement élevé de candidats : quatorze postulants pour deux et peut-être trois places.

Les sujets traités, au cours des conférences, visaient la prophylaxie des affections contagieuses, et surtout la pratique de la désinfection en cours de maladie et après terminaison par guérison ou décès. La désinfection en cours de maladie, exécutée par l'entourage du malade, sur les conseils et sous le contrôle du chef de poste, fut présentée comme une opération fondamentale, d'une indiscutable efficacité et la seule vraiment indispensable.

Le jour du concours, les quatorze candidats se sont présentés devant le jury, présidé par un conseiller de préfecture délégué du préfet, et composé de trois médecins, spécialistes en matière d'hygiène : les Drs Merlin, conseiller général, Fleury, directeur du bureau d'hygiène de Saint-Étienne, et Éméric, inspecteur départemental.

Les résultats du concours ont été très satisfaisants dans l'ensemble, excellents même pour les premiers. Le jury a procédé au classement de huit candidats qui furent reconnus aptes à remplir les fonctions de chef de poste; mais seuls les deux premiers ont été nommés. Les suivants pourront être désignés au fur et à mesure des besoins du service.

C'est dire que nous n'avons, depuis le début de notre fonctionnement, c'est-à-dire depuis le 1er septembre 1909, que deux postes généraux pour l'ensemble des communes du département, dont le chiffre de la population est inférieur à 20.000 habitants (un à Saint-Étienne, pour les arrondissements de Saint-Étienne et de Montbrison; l'autre à Roanne, pour l'arrondissement de Roanne). Les avantages de ce procédé frappent l'esprit; ils ont été souvent signalés par le professeur Courmont : économie de traitements de personnel; économie d'achat de matériel et d'appareils de désinfection; simplification notable du service de surveillance et de contrôle.

Mais si on adopte le principe du personnel restreint, le corollaire obligé consiste dans le choix de moyens de locomotion autonomes et très rapides. C'est pourquoi nos agents disposent d'une automobile pour le transport de l'étuve (démontable, système Gonin) et d'une motocyclette pour les autres voyages; ils ont aussi la facilité de prendre chemins de fer ou tramways si le temps est mauvais. Dans ce dernier cas, une bicyclette, déposée aux bagages, peut servir de moyen de locomotion complémentaire et permettre de franchir aisément les quelques kilomètres qui séparent la gare la plus proche de la localité à desservir. Grâce à la combinaison de ces divers modes de transport, les chefs de poste se rendent rapidement, en tout temps, dans les communes où ils ont à opérer; les distances les plus longues sont franchies en quatre ou cinq heures.

Quant à la composition des postes généraux en matériel et en désinfectants, elle est très simple. On trouve, dans les locaux servant à abriter l'auto, la moto, la bicyclette et l'étuve, des provisions de crésylol, de soude caustique, de carbonate de soude, d'ammoniaque, de fumigators, de papier gommé; des lessiveuses, des sacs à linge, des sacs à matelas, des vêtements de désinfecteur, un seau, un arrosoir, des éponges, un double mètre, etc. Il faut ajouter à cette liste, les produits nécessaires à la mise en marche de l'auto et de la moto, tels que essence, huile, carbure de calcium, et au fonctionnement de l'étuve, tels que radioléine et alcool à brûler.

L'automobile étant réservée aux déplacements avec étuve, le moyen de transport habituel est la motocyclette. Or, avec cette dernière, on ne peut pas emporter de lourds paquets, encore moins

*

des objets aussi encombrants qu'une lessiveuse. Et pourtant les lessiveuses sont indispensables pour la désinfection des linges souillés, soit au cours, soit à la fin d'une maladie contagieuse. Elles permettent d'obtenir, au domicile même du malade, pour une dépense infime, la destruction des germes contenus dans les mouchoirs, serviettes, draps de lit, chemises, flanelles, etc. On évite ainsi de manipuler, et surtout de transporter dans les lavoirs publics où ils deviennent souvent l'origine de véritables épidémies, les linges souillés par les malades.

Comme, d'un côté, nous ne voulions pas nous priver des services très réels que peuvent rendre les lessiveuses, et que, de l'autre, les chefs de poste ne pouvaient pas les transporter sur leur motocyclette, nous avons songé à établir dans chaque canton et même dans chaque commune du département, un dépôt dont les plus simples se composent au moins d'une lessiveuse et de quelques désinfectants. Nous avons été amenés de la sorte à créer des postes cantonaux et communaux de désinfection d'importance et de composition différentes, comme nous allons le voir.

B — *Postes cantonaux*

Le dépôt établi dans chaque chef-lieu de canton est tout entier contenu dans une caisse en bois de la dimension d'une malle moyenne. Cette caisse, divisée en quatre compartiments, renferme des sacs à linge, un sac à matelas, un vêtement de désinfecteur, un bidon de crésylol, un de soude caustique, dix fumigators, un seau, un arrosoir, une petite quantité d'ammoniaque, un rouleau de papier gommé, une éponge, une serpillière, une brosse à ongles, du savon et deux serviettes pour la toilette des chefs de poste. Le dépôt cantonal est alimenté en produits de consommation courante par le poste général dont il dépend et il sert lui-même à assurer le réapprovisionnement des postes communaux.

Si l'on tient compte que les agents désinfecteurs peuvent compléter ces réserves de produits et de matériel par les lessiveuses déposées à la mairie de chaque commune, on comprendra que les chefs de poste ne soient jamais pris au dépourvu, et qu'ils aient constamment sous la main tout ce qui leur est nécessaire pour effectuer les désinfections en cours de maladie et les désinfections des locaux occupés par les malades.

Les postes cantonaux offrent aux agents du service un gros avantage; ils leur permettent de voyager sans impedimenta et, par suite, d'utiliser des moyens de locomotion très économiques. Ces dépôts sont à la disposition exclusive du chef de poste qui, seul, possède la clef de la caisse dont nous avons parlé, tandis que le poste communal est à la disposition à la fois du chef de poste et du médecin traitant.

C — *Postes communaux*

Ils sont aussi simples que possible et se composent d'une ou plusieurs lessiveuses, selon l'importance de la commune, d'un ou plusieurs flacons de crésylol sodique et de quelques paquets de carbonate de soude. Les doses et le mode d'emploi sont indiqués par des étiquettes spéciales que j'ai fait apposer sur les flacons et sur les paquets de carbonate. C'est là juste ce qu'il faut pour prendre les premières mesures efficaces de protection avant l'arrivée des agents du service départemental. Le crésylol sodique est utilisé pour la destruction des germes contenus dans les sécrétions ou déjections du malade; la lessiveuse et le carbonate de soude servent à la désinfection des linges contaminés.

Les médecins praticiens peuvent faire demander par leurs clients à la mairie de chaque commune, sur une simple note écrite de leur main, la lessiveuse et les désinfectants qui l'accompagnent. Le médecin conserve ainsi, vis-à-vis de la clientèle, son rôle d'initiateur et d'éducateur, dont il se montre jaloux à juste titre. Il ne tient qu'à lui de devenir le collaborateur actif du service départemental, en faisant exécuter par l'entourage du malade les premières mesures de désinfection, dès qu'il a reconnu l'existence d'une maladie contagieuse. Qui ne voit là un incontestable avantage permettant de supprimer purement et simplement le délai qui, d'ordinaire, s'écoule entre une déclaration médicale et l'exécution des premières mesures de protection de la collectivité ! Le praticien peut établir sans retard, au moment même où il affirme son diagnostic, une barrière sanitaire suffisante autour du contagieux, car les mesures de protection qu'il est à même de faire observer : isolement rigoureux du malade, désinfection des sécrétions ou déjections, désinfection des linges contaminés, sont certainement parmi les plus utiles et les plus efficaces. Il nous semble donc que cette façon de faire est de nature à ménager les susceptibilités du corps médical en même temps que les intérêts de la collectivité.

En temps d'épidémie, le poste communal sera rapidement insuffisant; mais alors doit intervenir la notion de solidarité intercommunale en face du danger. Cette éventualité a été prévue; M. le préfet de la Loire a appelé l'attention des municipalités sur ce point spécial. De mon côté, j'ai expliqué aux maires que l'organisation projetée ne peut donner de bons résultats en dehors de l'aide mutuelle que se doivent entre elles les communes voisines. Si les cas de maladies contagieuses se répètent dans une commune, si une épidémie y sévit, il faut de toute nécessité que les chefs de poste et les médecins traitants puissent emprunter les dépôts disponibles des localités situées dans le voisinage. D'ailleurs, dans ce dernier cas, les chefs de poste voyageront avec leur étuve, et pourront transporter sur leur automobile les lessiveuses, ainsi que les provisions de matériel et d'antiseptiques dont ils auront besoin.

Les lessiveuses placées en dépôt dans les mairies ont été achetées, sur nos instances, par les municipalités elles-mêmes, tandis que celles du poste général appartiennent au service départemental. Les désinfectants qui, joints à la lessiveuse, servent à constituer le poste communal, sont fournis et renouvelés par les soins du service départemental.

Notons, en passant, que la grande majorité des municipalités, environ 80 %, ont répondu favorablement à nos sollicitations et ont voté les fonds suffisants pour l'achat d'une lessiveuse; quelques-unes en ont même acheté plusieurs. Si un petit nombre de communes ont ajourné l'achat proposé, il n'est pas douteux qu'elles nous donneront satisfaction le jour prochain où les maires auront mieux compris l'importance et l'utilité de notre service. Quoi qu'il en soit, dès maintenant, le nombre des votes favorables est suffisant, et les agents ont pu fonctionner sans heurt ni à-coup.

Lorsque les postes communaux, tels que nous les avons décrits, seront installés à peu près partout, nous nous efforcerons d'en augmenter l'importance en engageant les communes à acheter un ou deux sarraux destinés à être prêtés aux familles nécessiteuses. La désinfection de ces vêtements protecteurs pourrait être obtenue, dans les cas urgents, à l'aide de la lessiveuse communale; habituellement les sarraux seraient désinfectés à l'étuve.

En terminant, il nous reste à dire deux mots de l'accueil réservé par les médecins à cette organisation. Beaucoup d'entre eux ignorent encore, malgré les lettres d'information que je leur ai adressées, l'existence dans les mairies d'un dépôt d'appareils et de désinfectants mis à leur disposition. Quelques-uns, cependant, les ont déjà utilisés, et nous espérons que peu à peu les médecins apprécieront mieux les services que peuvent leur rendre les postes communaux.

En tout cas, ce qu'on ne saurait nier, c'est que ces postes ont, dès le début, singulièrement facilité la tâche des agents désinfecteurs et leur ont permis de remplir leur rôle d'une façon tout à fait économique, ainsi que le démontrera l'étude du fonctionnement du service.

***

FONCTIONNEMENT DU SERVICE

Un service départemental de désinfection étant organisé, lorsqu'il s'agit de le mettre en marche, la première difficulté à résoudre réside dans l'obligation où l'on se trouve de faire prévenir les chefs de poste d'une façon plus sûre et plus rapide que ne le comporte le décret du 10 juillet 1906. Aux termes de ce décret, c'est la lettre d'avis du maire de la commune intéressée qui donne l'ordre de mise en route. Or, certains maires négligent cette formalité. C'est pourquoi, instruit par l'expérience du professeur Courmont et du Dr Lacomme, j'ai résolu de faire avertir les chefs de poste directement par l'administration préfectorale. Celui de Roanne reçoit ses lettres d'avis de la sous-préfecture; celui de Saint-Étienne, du service d'inspection. De la sorte, on supprime toute cause de retard; les agents se mettent en route dès que les déclarations médicales parviennent à la préfecture ou aux sous-préfectures.

S'agit-il d'une désinfection en cours de maladie? le chef de poste part sur sa motocyclette (modèle Terrot légère 2 chevaux), n'emportant que les papiers administratifs et au plus une bouteille de crésylol sodique. Il trouvera au poste cantonal, et dans la mairie de la commune où il se rend, tout ce dont il aura besoin.

Si, au contraire, il y a lieu de procéder à une désinfection en profondeur, l'agent voyagera sur l'automobile, qui transportera, avec l'étuve, des lessiveuses et des provisions de désinfectants. Il profitera de l'occasion pour réapprovisionner les postes cantonaux ou communaux rencontrés sur sa route.

A propos des voitures automobiles, nous sommes obligés de signaler un contretemps fâcheux, dont a été responsable le fournisseur, et qui, dans la circonstance particulière, nous a permis de montrer à nos agents qu'on peut faire de la désinfection sans étuve.

La maison qui devait nous livrer, pour le 1er septembre 1909, deux voitures 10-12 HP. 4 cylindres, avec carrosserie spéciale pour le transport de l'étuve, nous a totalement manqué de parole. Même, lorsque les voitures sont arrivées, nous n'avons pas pu nous en servir tout de suite, parce qu'il a fallu y adapter un palan destiné à faciliter la manœuvre de l'étuve. Ce palan est conforme à celui qui a été placé sur la voiture de l'arrondissement de Lyon. Et cependant, il nous était impossible d'ajourner notre entrée en service, puisque les conseillers généraux, les maires et les confrères avaient été prévenus par l'administration que nous commencerions à fonctionner le 1er septembre.

En présence de cet événement imprévu, j'ai donné aux chefs de poste l'ordre formel de faire, en cours de maladie, des désinfections d'autant plus rigoureuses et minutieuses que nous devions être plus tard dans l'impossibilité d'étuver la literie. J'ai accompagné les agents dans leurs premiers voyages et, en leur présence, j'ai fourni aux familles toutes les explications utiles, en insistant longuement sur chacun des actes que comporte une désinfection en cours de maladie. Les agents se sont donnés consciencieusement à leur tâche, si bien que, dans les premiers temps de fonctionnement du service, nous sommes parvenus à éteindre des foyers de scarlatine et de diphtérie avec les moyens réduits dont nous disposions, c'est-à-dire simplement grâce à la désinfection en cours de maladie, avec accessoirement la désinfection en surface des locaux habités par les malades.

Il nous est possible de citer des villages, dans le canton de Saint-Symphorien-de-Lay, où régnaient depuis plusieurs mois des épidémies de scarlatine, que l'application des mesures élémentaires de prophylaxie a suffi à faire disparaître. J'ai profité de ces circonstances pour bien montrer aux chefs de poste tout le parti qu'on peut tirer des mesures de préservation prises journellement, au lit du malade, pendant l'évolution de l'affection. Je leur ai donné l'habitude de se rendre compte de l'état de salubrité des immeubles, d'examiner attentivement la situation des puits, des fosses d'aisances, et je leur ai fait toucher du doigt les principales causes d'insalubrité si fréquentes dans nos campagnes. Le but que j'ai poursuivi, et que je poursuis encore, consiste à leur inculquer cette notion fondamentale, que l'agent responsable d'un service départemental de désinfection a quelque chose de plus à faire que d'assurer l'occlusion hermétique d'une pièce où l'on fera dégager des vapeurs de formol et que de passer à l'étuve des objets de literie.

Les circonstances m'ont servi à souhait, puisque d'un côté nous n'avions pas d'étuve, et que de l'autre nous réussissions cependant à mettre obstacle à la propagation des maladies contagieuses. Et j'ai eu la satisfaction de constater qu'au bout de quelque temps d'efforts communs, les chefs de poste ont fini par acquérir une conception nette de leur rôle. S'il en fallait une preuve, je citerais volontiers une lettre que m'a adressée un de mes agents à propos d'un cas de diphtérie. Je reproduis textuellement :

Monsieur le Docteur,

Je suis allé voir la malade; la maison est très mal tenue, les parents sont pourtant propriétaires. La malade a cinq ans environ; il y a trois sœurs et un frère, sur lesquels deux vont en classe; j'ai recommandé qu'on ne les envoie pas de quelque temps. La petite malade couche seule dans une chambre à part; j'ai donné du crésylol sodique et fait toutes les recommandations, en donnant la feuille modèle A au père de famille. Je suis allé voir l'instituteur pour qu'il ne reçoive pas le petit garçon et qu'il fasse attention aux maux de gorge. J'ai fait de même à l'école libre où va la sœur de la malade. La malade n'allait pas en classe.....

On voit ainsi combien l'application des mesures prophylactiques élémentaires, mais néanmoins très efficaces, préoccupe à juste titre l'esprit du chef de poste.

Nous terminerons par quelques considérations sur les résultats obtenus pendant les quatre premiers mois de fonctionnement, du 1er septembre 1909 au 1er janvier 1910.

Comme dans les autres départements où le service a été sérieusement organisé, nous avons vu le nombre des déclarations subir un accroissement sensible. Ce détail prend ici une importance toute particulière, puisque les médecins de la Loire ne faisaient pas, ou presque pas, de déclarations. Je n'ai pas la naïveté de croire qu'actuellement tous les cas sont signalés; je constate simplement que les déclarations sont plus nombreuses, *cinq ou six fois plus nombreuses* qu'auparavant.

Au point de vue de la lutte contre les affections contagieuses, nous devons à la vérité de dire que nous ne nous sommes pas encore trouvés en face d'une épidémie massive, présentant un caractère de gravité exceptionnel. Cependant, comme nous le disions plus haut, nous avons réussi à faire disparaître certains foyers en activité depuis plusieurs mois, et nous avons pu arrêter une épidémie de fièvre typhoïde dans un village où les cas sont, chaque année, nombreux et fréquents. Mais ici le foyer ne sera véritablement éteint que lorsqu'on aura trouvé un mode d'alimentation en eau potable offrant toutes garanties. Un projet est à l'étude.

Du côté des médecins, aucun froissement, aucune récrimination, ne m'ont été signalés. Au contraire, un de mes confrères exerçant dans l'arrondissement de Montbrison m'a exprimé toute sa satisfaction d'avoir appris que le chef de poste avait effectué une désinfection, chez un commerçant de sa clientèle, d'une façon très discrète et sans que rien ait signalé son passage. Nous n'avions encore ni auto ni étuve.

Sous le rapport des dépenses, nous pouvons donner des chiffres favorables et tout à fait rassurants. Les frais d'organisation se sont élevés, tout compris, avec l'achat des auto, moto et étuve, à 24.500 francs. Les dépenses de fonctionnement sont minimes.

Le poste de Saint-Étienne dépensait, avant la réception de l'automobile et de l'étuve, pour un nombre de déclarations mensuelles variant de quarante à cinquante, environ 120 francs, tout compris. Depuis l'arrivée de l'auto, les dépenses sont un peu plus élevées; mais comme les agents ont pris l'habitude de restreindre l'usage de l'étuve aux seuls cas indiqués par le chef de service, il s'ensuit que le total ne dépasse pas 250 à 275 francs par mois.

Le poste de Roanne reçoit moins de déclarations et dépenserait proportionnellement un peu plus que celui de Saint-Étienne; cependant la différence est peu importante.

Dans l'appréciation de ces chiffres, il faut évidemment tenir compte de certaines circonstances avantageuses : nos machines et appareils, étant depuis peu de temps en usage, n'ont nécessité ni grosses réparations ni changement de pièces importantes. Nous n'avons pas la prétention de maintenir nos dépenses dans des limites aussi restreintes. Cependant, dès maintenant, nous croyons avoir acquis la certitude qu'un budget des plus modestes couvrira les frais de fonctionnement du service.

Nancy, impr. Berger-Levrault et Cie

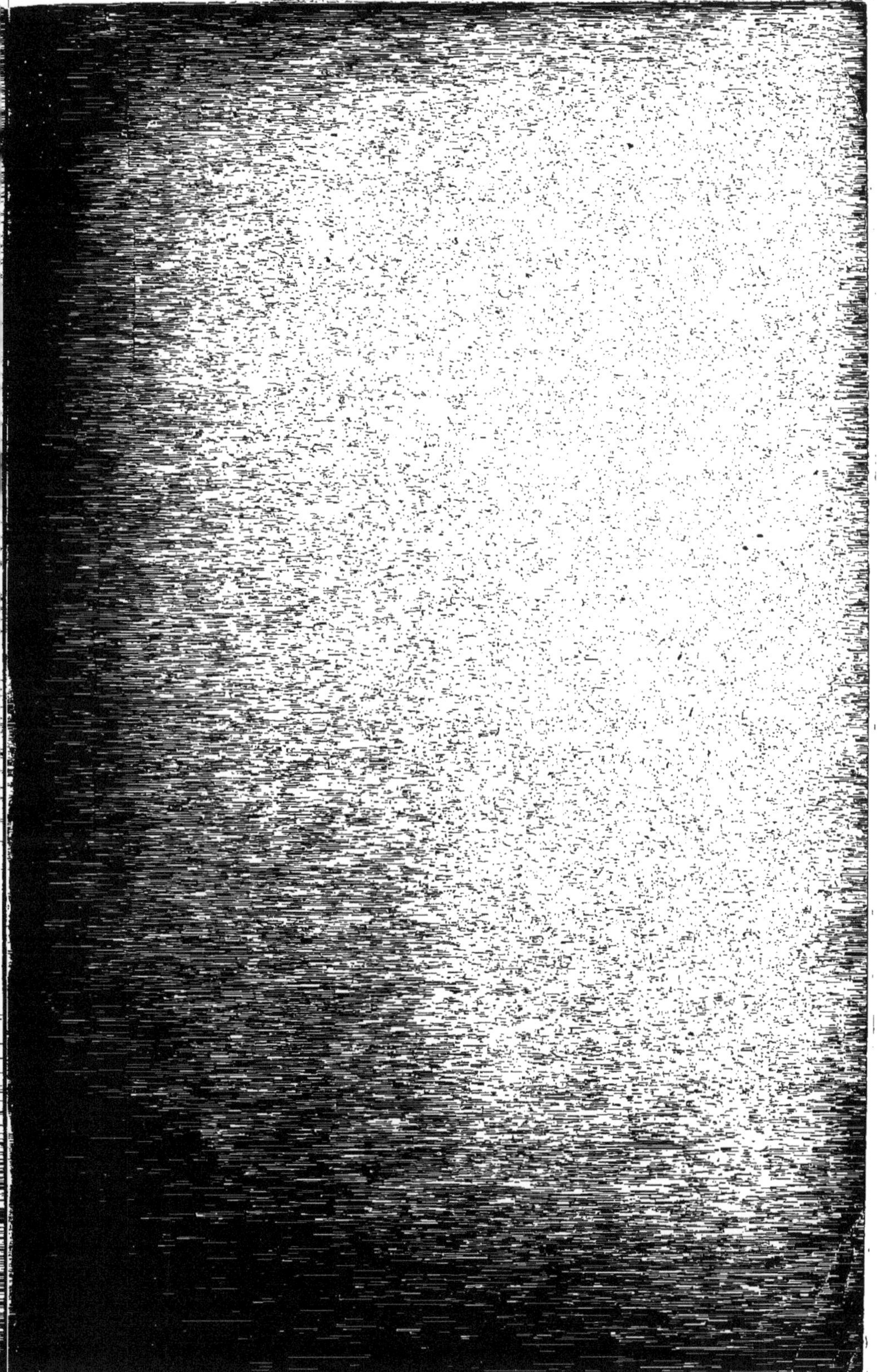

NANCY, IMPRIMERIE BERGER-LEVRAULT ET Cie

www.ingramcontent.com/pod-product-compliance
Ingram Content Group UK Ltd.
Pitfield, Milton Keynes, MK11 3LW, UK
UKHW021021220726
13924UKWH00001B/104